SUR L'IMPORTANCE DIAGNOSTIQUE ET PRONOSTIQUE

D'UN RALE SPÉCIAL

DANS LA PLEURO-PNEUMONIE AIGUE.

Id 97

DU MÊME AUTEUR :

Recherches sur les causes et le traitement de la phthysie pulmonaire. — Thèse inaugurale. Paris. 1846.

Mémoire sur une épidémie de fièvre lente nerveuse. St-Etienne. 1861.

Mémoire sur une épidémie de rougeole. Saint-Etienne. 1865.

Eloge historique du docteur Poyet. Saint-Etienne. 1866.

De l'insertion du placenta sur le col de la matrice. St-Etienne 1866.

Note sur l'albuminurie. Saint-Etienne. 1869

SUR L'IMPORTANCE

DIAGNOSTIQUE ET PRONOSTIQUE

D'UN RALE SPÉCIAL

DANS LA

PLEURO-PNEUMONIE AIGUE

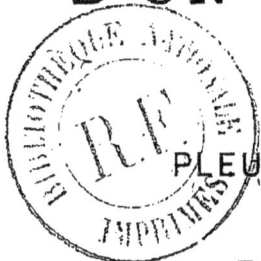

Par le Dr P. MILLION,

Médecin de l'Hôtel-Dieu, Membre du Conseil
d'Hygiène et de Salubrité du département de la Loire,
Médecin des Epidémies.

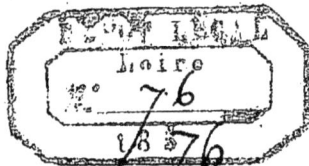

SAINT-ETIENNE,
Imprimerie et lithographie de J. Pichon, rue de la Croix, 13.
1876.

SUR L'IMPORTANCE DIAGNOSTIQUE ET PRONOSTIQUE

D'UN RALE SPÉCIAL

DANS LA PLEURO-PNEUMONIE AIGUE

Par le docteur Million.

———

J'ai divisé ce petit travail. en deux parties. La première est consacrée à des observations particulières, la deuxième à des considérations générales.

PREMIÈRE PARTIE.

Elle comprend cinq observations.

Première observation.

Le 14 avril 1842, le nommé Julien Ch... se présente à l'Hôtel-Dieu de Lyon et entre dans la salle Saint-Bruno, n° 16, service de M. le docteur Ratter dont j'étais l'interne. Cet homme est un tailleur de pierre âgé de 29 ans, originaire du département de l'Ain. Il est d'une forte constitution et d'un tempérament sanguin bien accentué. Il est malade depuis cinq jours. Sa maladie a débuté par un frisson intense, par un point douloureux au côté droit, par une toux difficile et très-pénible. Dès le deuxième jour, il y a eu des crachats sanguinolents et, d'après le conseil de ses camarades, on l'a fait transpirer abondamment pendant trois jours consécutifs. Le quatrième jour, il a été purgé et son état empirant, il s'est fait transporter à l'hôpital.

J'ai conservé dans mes notes l'observation suivante, que je relevai à l'entrée de ce malade à l'Hôtel-Dieu.

Etat local. — Les deux lobes inférieurs du poumon droit sont entièrement envahis ainsi que la base du lobe supérieur. La matité est complète dans la moitié inférieure. La sonorité est notablement diminuée dans la région sous-claviculaire et sus-épineuse. En avant, on perçoit du râle crépitant mêlé de râle sous-crépitant. En arrière, le souffle tubaire correspond partout à la matité et, partout, à l'auscultation de la voix, il est accompagné d'une bronchophonie rauque et désagréable au timbre fêlé.

Etat général. — Le pouls est dur et élevé, à 105 pulsations. Point douloureux au côté droit sous le sein ; il est, au dire du malade, moins violent que les premiers jours. Toux fréquente et saccadée ; elle est très-douloureuse. L'expectoration est difficile, peu abondante ; les crachats sont rouillés et en même temps fortement striés de sang. Le facies est vultueux et animé ; la respiration courte et augmentée de fréquence. L'oppression est extrême.

Ce malade fut soumis à un traitement très-énergique. Deux larges saignées furent pratiquées dans la journée du 15 avril. L'une et l'autre présentèrent une couenne pleurétique très-épaisse. Le lendemain, on fit une application de ventouses scarifiées. — Le 16 avril, au soir, on appliquait deux vésicatoires doubles autour de la poitrine. A l'intérieur, on avait ordonné, dès le début, et continué exactement l'administration des antimoniaux à dose contro-stimulante. Néanmoins, aucune amélioration ne se manifestait. Le 18 avril, qui était le 9me jour de la maladie, à la visite du matin, on ne rencontrait dans toute l'étendue du poumon droit aucune trace de respiration vésiculaire ; partout du souffle tubaire, et conjointement dans toute cette région, une bronchophonie stridente et nasillarde. A la percussion, on obtient une matité compacte sans vibrations, sans retour élastique des côtes ou des parois thoraciques. On croirait percuter sur une masse métallique ou sur un caillou. La respiration est haletante ; il y a de l'orthopnée et une anxiété extrême. Le malade est très-agité ; cependant le pouls a diminué de fréquence ; il ne dépasse pas 90 pulsations à la minute ; il est égal sans intermittences mais très-mou, ondulant, vermiculaire. Notre chef de service s'appesantit sur ce

caractère du pouls et en tire un présage fâcheux
après avoir prononcé l'expression de *pouls
médical*, désignation familière aux anciens méde-
cins de l'Hôtel-Dieu de Lyon et qui était pour eux
l'indice infaillible d'une issue funeste et prochaine.
On prescrivit une nouvelle potion contro-stimulante
avec 40 centigrammes d'émétique et des frictions
répétées sur le thorax avec de la pommade d'Au-
tenrieth.

Vers les 3 heures du soir, en faisant la
visite des malades, l'état de Julien présentait à
mon observation un changement considérable ; à
l'oppression du matin, à l'agitation antérieure
avait succédé une grande prostration, un
affaiblissement prononcé coïncidant avec un état
de bien-être subjectif. Le malade se disait beaucoup
mieux et il éprouvait un besoin de dormir
irrésistible. Le pouls était encore plus dépressible
et plus mou, la respiration paraissait moins
gênée. Le facies était assez épanoui ; il n'y avait pas
de délire, mais un sub delirium tranquille entre la
veille et le sommeil. Mais un changement bien
autrement remarquable vint frapper mon attention
quand je procédai à l'auscultation du malade. Je
ne trouvais plus nulle part du souffle tubaire et
j'entendais un râle tout nouveau pour moi qui s'y
était établi et qui me frappait par un caractère
bien distinctif et bien différent de tout ce que
j'avais observé jusqu'alors. C'était comme un bouil-

lonnement très-doux, très-moelleux, isochrone au mouvement et au temps de l'inspiration. Ce râle simulait le fourmillement d'une multitude innombrable de petites bulles venant se rompre à la surface d'un liquide. Il produisait la sensation d'un bruit humide extrêmement soyeux. Aussi régulier, aussi uniforme, aussi fin que le râle crépitant de la pneumonie, il différait de ce dernier en ce qu'il n'y avait pas de bruit, sec, éclatant, de crépitation en un mot. Il rappelait le bruit particulier qui succède au frissonnement de l'eau au moment de l'ébullition. L'état de ce malade et mon peu d'expérience me firent illusion ; je croyais reconnaître dans ce phénomène stéthoscopique l'apparition d'un râle crépitant de retour ; il y avait aussi à la percussion une certaine rénitence qui m'en imposait pour un retour d'élasticité dans les parois de la poitrine. Bref, je voyais dans l'ensemble une amélioration réelle ; je me représentais une phase inespérée dans la marche de cette maladie et la possibilité d'une guérison prochaine; mais le malade succombait huit heures après ma visite, la parole sur les lèvres, comme on le voit quelquefois.

Le lendemain matin, je fis part de mon observation à M. le docteur Ratter. Il pensait que j'avais eu affaire à un râle muqueux très-humide qui avait été déterminé par le passage de l'inflammation du parenchyme pulmonaire au troisième degré ou ramollissement gris. L'autopsie fut

pratiquée dans la soirée. Le poumon droit était
envahi par une suppuration diffuse et généra-
lisée dans les deux lobes inférieurs. Il y avait
un degré de ramollissement très-prononcé.

Deuxième observation.

Le 2 novembre 1857, il entre à l'Hôtel-Dieu
de Saint-Etienne, salle Saint-Joseph, n° 7, un
malade âgé de 32 ans, dont l'observation offre la
plus grande analogie avec la précédente. Pierre
X... est voiturier camionneur ; il est doué d'une
forte constitution, vigoureusement musclé ; il
offre tous les attributs d'un tempérament
sanguin. Il est malade depuis plusieurs jours et
présente à mon examen tous les caractères d'une
pleuro-pneumonie au deuxième degré, siégeant
au côté gauche et ayant envahi toute l'étendue du
poumon, du sommet à la base. La matité est
complète dans toute la région thoracique corres-
pondante. L'auscultation ne dénote dans tout
l'organe affecté que du souffle tubaire et une respiration bronchique ; mais aucune trace de respiration vésiculaire, pas une bulle de râle crépitant
ou de râle muqueux. Le retentissement de la voix
est très-prononcé ; il se traduit par une bronchophonie à timbre métallique vibrant et retentissant.
Une médication très-énergique est instituée. Le

malade avait déjà été saigné avant son entrée à
l'hôpital. Je fais placer deux larges vésicatoires
camphrés en avant et en arrière de la poitrine,
sur le côté malade, et le tartre stibié est prescrit
à la dose contro-stimulante de 0,35 centig. La
médication est tolérée et continuée pendant quatre
jours sans amener aucun changement dans l'état
du malade. Le 6 novembre, les signes obtenus
à l'aide de la percussion et de l'auscultation
sont toujours les mêmes et portés à un plus
haut degré d'intensité, si c'est possible. Le soir, à
ma visite, je suis tout d'abord frappé par l'habitude
extérieure de ce malade dont le facies est sensi-
blement altéré. Son pouls est petit, faible et intermittent. Il est dans le décubitus dorsal, où il
se laisse enfoncer dans son lit avec toute l'appa-
rence de l'inertie et de la prostration. Il me dit
cependant qu'il va mieux, qu'il est moins oppressé
et respire plus à son aise. Il est dominé par un
besoin accablant de sommeil ; livré à lui-même, il
s'endort à demi en murmurant des paroles sans
suite. J'ausculte ce malade et je suis étonné de
ne plus rencontrer ni souffle tubaire, ni bronchophonie ; mais je trouve partout un râle humide
entièrement semblable à celui dont j'ai parlé dans
l'observation précédente. — Il me rappela bien
vite tous les caractères, la physionomie, l'impres-
sion physique de ce râle qui s'était offert à mon
observation quinze ans auparavant, tellement ils

étaient identiques aux premiers ; tellement ils se présentaient dans des conditions analogues. Ce malade succomba dans la première moitié de la nuit. L'autopsie fut pratiquée et les lésions anatomopathologiques furent, comme dans l'observation de 1842, un ramollissement gris de tout le poumon affecté.

Troisième observation.

Au mois d'avril 1869, je fus appelé en consultation par un de mes confrères pour visiter un homme âgé de 39 ans, au neuvième jour de sa maladie et qui se trouvait atteint d'une pleuropneumonie au côté gauche. Les trois quarts inférieurs du poumon étaient envahis. Au sommet seulement, on entendait de la respiration vésiculaire. Mais dans toute la partie inférieure, on retrouvait une matité bien compacte, le bruit de souffle tubaire et la transmission bronchophonique de la voix. La médication contro-stimulante émétisée avait déjà été mise en usage. Nous sommes d'avis de la continuer. Nous faisons appliquer sur la poitrine un large vésicatoire camphré. L'état du malade était des plus graves. On nous pria de le revoir dans la soirée. A 5 heures après-midi, nous le retrouvâmes dans un grand affaissement ; il présentait le symptôme du coma vigil et tombait facilement dans une somnolence profonde dont on avait de la peine à l'arracher ; mais les symptômes les plus remarquables s'observaient du côté de la poitrine. La respiration était plus facile, la toux plus rare et à l'auscultation, le souffle tubaire avait disparu complétement ; partout il était remplacé par ce râle humide particulier que j'ai signalé dans les deux premières observations. Le malade succombait vers les 10 heures du soir. L'autopsie ne fut pas pratiquée, mais elle aurait certainement, comme les autres, fourni l'occasion de constater le ramollissement gris du poumon gauche.

Quatrième observation.

Le 5 janvier 1871, j'ai reçu dans mon service de l'Hôtel-Dieu, salle St-Maurice, n° 43, un garde-mobile âgé de 24 ans, Jules B..., originaire des Hautes-Pyrénées. Ce soldat placé d'abord dans une ambulance de la ville, fut évacué sur l'hôpital. Il avait une pleuro-pneumonie au côté droit. Le début de cette maladie remontait à six jours environ. Il avait voyagé pendant trois jours avec un point de côté très-douloureux, en partie à pied, en voiture ou en chemin de fer. Le quatrième jour, il était arrivé à Saint-Etienne et avait été recueilli dans une ambulance où il avait été réchauffé et avait reçu les premiers soins ; mais le médecin de l'ambulance, en raison de la gravité de la maladie et des soins assidus qu'elle réclamait, jugea convenable de le faire conduire à l'hôpital. Le jour de son arrivée, je constatai les caractères d'une pleuro-pneumonie intense et très-étendue. Les deux lobes inférieurs du poumon étaient complétement hépatisés et le siége d'une matité marmoréenne correspondant à toute la surface malade. L'auscultation y découvrait un souffle tubaire généralisé ainsi qu'une bronchophonie retentissante et très-accentuée. Le pouls était petit et serré, dépassant 112 pulsations à la minute ; il ne présentait pas d'intermittences. L'expectoration était difficile et peu abondante. Les crachats avaient une coloration violacée et l'aspect du jus de pruneaux. Le facies était grippé ; la prostration des forces était portée à l'excès. On avait déjà appliqué un large vésicatoire *loco dolenti* à l'ambulance et prescrit des stimulants et des toniques. La plaie du vésicatoire avait un aspect livide ; néanmoins j'en fis appliquer un deuxième soigneusement camphré au-dessous de l'omoplate. Je prescrivis à l'intérieur des boissons stimulantes diffusibles relevées avec un peu de rhum et la potion alcoolisée de Todd. Le lendemain, huitième jour de la maladie, je trouvai ce pauvre mobile dans la position la plus pitoyable. Le pouls présentait des intermittences nombreuses, le facies était hippocratique.

A l'application de l'oreille sur le côté malade, on percevait si distinctement la transmission du râle humide que, pendant la durée de l'inspiration, on aurait cru avoir sous le pavillon auditif une marmite d'eau en ébullition. La mort eut lieu quelques heures après ma visite. L'autopsie que je pratiquai le lendemain matin, me fit retrouver un ramollissement gris du poumon dans sa partie inférieure.

Cinquième observation.

J'ai recueilli cette observation, il y a deux mois à peine. Elle concerne une femme de 45 ans atteinte d'une pleuro-pneumonie qui intéressait le lobe supérieur du poumon droit. Cette malade habitait la banlieue de Saint-Etienne. Elle était alitée depuis huit jours. Je constatai chez elle de la matité au sommet du côté droit; à l'auscultation, quelques bulles isolées d'un râle sec et surtout du souffle tubaire. La partie inférieure du poumon respirait très-mal et était dans un état d'engouement. Il y avait là une submatité évidente et du retentissement de la voix. La bronchophonie était très-forte au sommet et d'un timbre clair et métallique. L'anxiété de la malade était extrême. Les personnes qui étaient auprès d'elle m'apprirent qu'elle avait déliré pendant les premiers jours de sa maladie ; mais il n'y avait aucun trouble dans les facultés intellectuelles au moment de ma visite. Ma prescription consiste en un grand vésicatoire camphré sur le côté malade de la poitrine, et une potion fortement stibiée.

Le lendemain, dans la soirée, on revint me chercher ; l'état avait empiré, je retrouvai la malade dans un état d'accablement et de prostration extrême. Le pouls était assez élevé, mais très-dépressible, mou à l'excès et ondulant ; il présentait de temps en temps quelques intermittences. Le facies, nonobstant, n'était cependant pas grippé ; la physionomie était assez épanouie. Cette femme éprouvait le besoin de dormir et j'avais de la peine à la tenir éveillée et à fixer son attention aux questions que je lui adressais. Je la fis mettre sur son séant, et quel fut mon douloureux désappointement en appliquant mon oreille dans la fosse sus et sous-épineuse, de reconnaître et de constater encore la présence de ce râle sinistre déjà signalé dans les autres observations. C'était un arrêt de mort ! En effet, cette malade succombait vers minuit, sept heures après ma visite.

DEUXIÈME PARTIE.

Considérations générales.

D'après les observations que je viens de rapporter, il survient pendant le cours de certaines pneumonies aiguës, très-étendues et de forte intensité qui se terminent par la mort, un râle particulier *sui generis* très-accessible à l'ouïe et qui n'échappe pas à l'attention d'un observateur habitué à l'auscultation. Ce râle a des caractères stéthoscopiques constants, toujours les mêmes et qui ne ressemblent à aucun de ceux qui se montrent pendant la durée des maladies aiguës du poumon, sinon dans la dernière période de la pneumonie. On le rencontre exclusivement dans le ramollissement gris qui constitue le troisième degré de la pleuropneumonie aiguë.

Ce râle est de la plus haute importance au point de vue du diagnostic, ainsi qu'à celui du pronostic.

Comme signe diagnostique, il dénote le passage de la pneumonie à la troisième période anatomique, soit la transition de l'hépatisation rouge au ramollissement gris et à la suffusion purulente du parenchyme pulmonaire. Comme caractère pronostique, ce signe est un présage certain et invariable de la mort dans un délai très-rapproché. En effet, les malades succombent dans les dix ou douze heures qui suivent l'apparation de ce phénomène remarquable.

Quels en sont les caractères stéthoscopiques ? C'est un râle humide à très-petites bulles toutes égales entr'elles. Ces bulles sont un peu plus grosses que celles du râle crépitant fin. Elles ont quelques points de ressemblance avec le râle muqueux et certains râles caverneux ; mais elles en diffèrent essentiellement sous les rapports suivants :

1° Comme ces derniers, il ne se montre pas indistinctement, soit pendant l'inspiration, soit pendant l'expiration. Au contraire, il ne s'entend que pendant l'inspiration exclusivement.

2° Il est beaucoup moins rude et plus doux que les râles muqueux et caverneux.

3° L'ouverture ou la rupture des bulles se fait d'une manière isochrone avec le temps de l'inspiration et produit une sensation *sui generis* unique et bien homogène.

4° Il n'y a pas comme dans le râle muqueux des grosses et des petites bulles, mais toutes sont du même volume.

Quelle est la sensation acoustique de l'explorateur ? Il perçoit pendant l'inspiration un bruissement doux et soyeux qui offre la plus grande ressemblance avec celui qui succède au frissonnement de l'eau, quand ce liquide entre en ébullition dans un vase clos. Il se produit alors chez le malade un murmure vésiculaire extrêmement doux, intermittent, rappelant une couche de liquide vivement agitée. On peut imiter ce phénomène avec assez d'exactitude en pressant dans sa main au niveau de l'oreille un linge feutré, un tissu mou et spongieux imprégné d'eau. Je propose de désigner ce râle particulier sous la dénomination de *râle mouillé* de la pneumonie aiguë.

Je me suis demandé quelle était la cause de ce phénomène. Je pense qu'il est dû au déplissement des vésicules pulmonaires (*) et à l'introduction de l'air qui pénètre dans leur cavité en agitant le liquide purulent qu'elles contiennent. L'unité de conformation, de rapport, de texture, la multiplicité innombrable des vésicules pulmonaires nous en fourniraient l'explication. Ainsi concevons-nous l'apparition de ces petites bulles en nombre infini éclatant dans chaque cellule du poumon, dont la sensation est si homogène, le développement isochrone à l'inspiration si régulier et dont l'unisson se grave si bien dans l'oreille de l'observateur.

(*) Un phénomène analogue s'observe chez une personne saine qui est restée longtemps dans le décubitus dorsal. Quand on procède à l'auscultation de la partie postérieure et inférieure de la poitrine, les premières inspirations sont accompagnées d'un râle crépitant très-fin. J'attribue ce râle à l'ouverture ou au déplissement des vésicules pulmonaires tassées et humectées d'une exhalaison muqueuse qui éclate et crépite par le fait de l'introduction de l'air inspiré.

www.ingramcontent.com/pod-product-compliance
Lightning Source LLC
Chambersburg PA
CBHW050459210326
41520CB00019B/6280